DE LA
CONSOLIDATION DES DENTS
MISES A NU
DANS LA NÉCROSE DES MACHOIRES

PAR

M. le Docteur Th. DAVID.

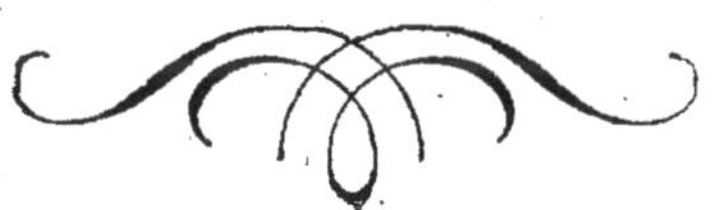

PARIS,
A. DELAHAYE ET E. LECROSNIER, ÉDITEURS,
PLACE DE L'ÉCOLE DE MÉDECINE.

—

1885.

DE LA

CONSOLIDATION DES DENTS

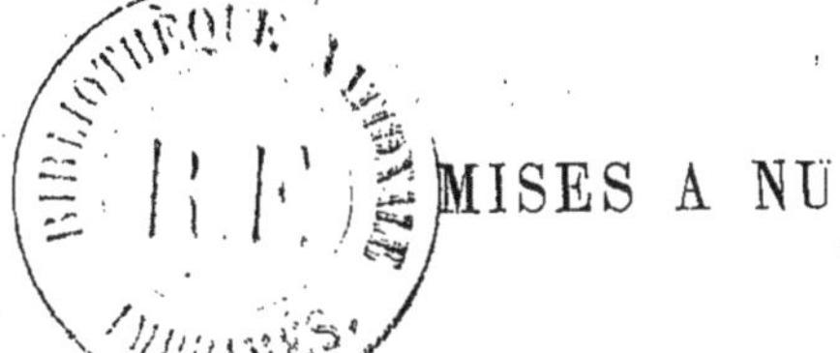

MISES A NU

DANS LA NÉCROSE DES MACHOIRES

PAR

M. le Docteur Th. DAVID.

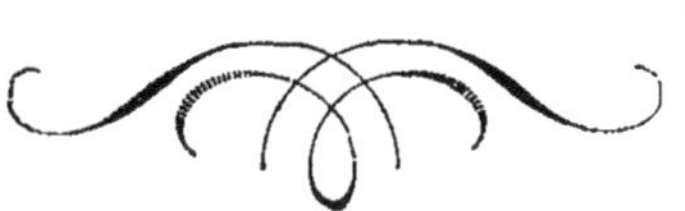

PARIS,
A. DELAHAYE ET E. LECROSNIER, ÉDITEURS,
PLACE DE L'ÉCOLE DE MÉDECINE.

—

1885.

DE LA CONSOLIDATION DES DENTS

MISES A NU

DANS LA NÉCROSE DES MACHOIRES

Par M. le Dr Th. DAVID.

Les cas de nécrose partielle des mâchoires, avec formation d'un séquestre limité aux alvéoles, sont assez rares, à en juger par le peu d'attention que les auteurs ont consacré à ce sujet; on n'est pas mieux renseigné sur ce que deviennent les dents dont les racines sont mises à nu par l'élimination spontanée ou l'extraction de la partie nécrosée. C'est pourquoi il m'a paru utile de rapporter avec quelque détail l'observation suivante, recueillie par mon frère le Dr Louis David, médecin de l'Hôtel-Dieu de Givors.

Blessure complexe de la tête. — Vaste plaie du cuir chevelu à lambeaux multiples. — Fracture comminutive du maxillaire inférieur. — Nécrose partielle; extraction du séquestre; consolidation des dents. — Guérison définitive. (1)

Le 31 Juillet 1877, vers huit heures du soir, M..., 28 ans, cultivateur à J..., d'une constitution saine et robuste, fait une chute de cheval dans un chemin accidenté et couvert de cailloux. Après avoir été traîné sur un parcours de plusieurs mètres, il reçut un coup de pied à la région maxillaire inférieure droite.

Appelé aussitôt après je constate les lésions suivantes :

1° Plaie du cuir chevelu. — Les téguments crâniens correspondant au coronal et au pariétal gauches ont été détachés et divisés en lambeaux nombreux, irréguliers et

---

(1) Observation lue devant la Société de médecine pratique de Paris (20 novembre 1884).

meurtris. Quelques-uns présentent à leur surface interne des ouvertures complètes, d'autres sont littéralement déchiquetés ou même ne tiennent que par un faible et étroit pédicule. Refoulés en bas et complètement renversés ils recouvrent les yeux, la racine du nez et toute l'oreille gauche; ils s'étendent même plus loin sur les parties voisines. Les lambeaux antérieurs sont de plus forte dimension et moins maltraités que les lambeaux latéraux.

Si on rapproche les bords de la plaie, on voit que celle-ci est représentée par une ligne très irrégulière à angles nombreux. Partant de la bosse frontale gauche, cette ligne remonte à 5 centimètres environ au-dessus, puis changeant de direction, gagne la suture médiane et se porte en arrière jusqu'à deux centimètres environ de la suture lambdoïde. Enfin se réfléchissant en dehors presque à angle droit, elle arrive à la rencontre de l'os temporal un peu au-dessus de l'apophyse mastoïde gauche. Les deux os sont encore revêtus de leur péricrâne qui est cependant lésé sur une partie très limitée, au niveau de la portion antérieure et médiane du pariétal. Là, en effet, existe une solution de continuité d'un centimètre à un centimètre et demi sans déchirure du périoste de l'os sous-jacent.

2° Blessure de la région maxillaire inférieure. — Les parties molles sont ici divisées suivant une ligne qui part d'un point situé à deux centimètres en avant de l'orifice externe du conduit auditif droit, descend verticalement vers l'angle de la mâchoire jusqu'au rebord du maxillaire inférieur, gagne ensuite la région sous-maxillaire en changeant de direction, devient parallèle au corps de l'os et arrive enfin par la région sus-hyoïdienne un peu au-delà de la ligne médiane vers le côté gauche. Cette plaie est superficielle sur la joue droite où elle n'intéresse guère que l'épaisseur des téguments ainsi qu'à son point de terminaison. Mais entre l'angle de la mâchoire et l'os hyoïde, le plancher buccal est divisé dans toute son épaisseur et présente une ouverture large de près de deux centimètres ; ce qui met le blessé dans l'impossibilité absolue de parler. La glande sous-maxillaire est à découvert et tend à sortir des lèvres de la plaie ; la salive, mêlée de sang, coule abondamment au dehors.

La partie droite du corps du maxillaire est fracturée comminutivement. Une esquille osseuse, mince, longue de trois centimètres provenant du bord inférieur, a été retrouvée sur le lieu de l'accident ; elle était adhérente à un morceau du col de la chemise.

Le siège de la fracture communique avec la plaie extérieure à l'endroit de l'ouverture du plancher buccal dont nous venons de parler. Cette fracture a fragments multiples n'a pas amené de difformité sensible dans l'arcade maxillaire : il n'y a pas de déplacement dans le sens de la hauteur ; le niveau des dents est conservé, mais toutes les molaires et prémolaires du côté droit sont fortement ébranlées.

L'hémorrhagie a été assez abondante, soit au cours de l'accident, soit après. Elle s'est produite surtout par la blessure de la région sous-maxillaire. Au moment de notre visite, le sang s'écoule encore en nappe dans la bouche et au dehors.

Pansement. — 1° *Plaie du cuir chevelu.* — Je procède d'abord au pansement de la plaie de la tête. Je fais un nettoyage minutieux, surtout pour ce qui concerne les lambeaux, la plupart imprégnés de terre et de sang; je coupe les cheveux autour de la plaie et sur les nombreux lambeaux du cuir chevelu. Puis je fais à nouveau un lavage général avec de l'eau phéniquée. Après avoir séché soigneusement le tout avec une éponge fine, je ramène en haut chacun à sa place, autant que possible les lambeaux renversés ; je les rattache les uns aux autres par leur extrémité libre, à l'aide de points de suture (25 environ) au bord supérieur de la plaie. Je ne les fixe point sur leurs bords latéraux, mais pour assurer leur coaptation, je place, en procédant de la base au sommet, un grand nombre de bandelettes de diachylon, imbriquées. Ces dernières ont en outre l'avantage d'exercer une compression méthodique sur toute la surface des lambeaux et de faciliter leur adhésion au péricrâne.

2° *Plaie de la région maxillaire.* — Je nettoie minutieusement la plaie de la face et du cou par un lavage prolongé avec de l'eau phéniquée. Je remets en place la glande sous-maxillaire qui ne paraît pas endommagée et je réunis les bords de la plaie cutanée avec cinq ou six points de suture que je laisse assez espacés pour permettre au liquide de s'écouler librement des parties profondes au dehors. Sur la joue trois points suffisent à fermer la plaie ; je fais un pansement général dans les deux régions avec de la charpie imbibée de la solution phéniquée ordinaire. Pour prévenir le déplacement des fragments de l'os maxillaire, je recouvre le pansement d'un bandage en fronde.

Le malade supporte ces diverses manœuvres avec courage. Je prescris une potion calmante et un gargarisme acidulé.

Pendant la nuit l'hémorrhagie buccale continue, mais elle est peu abondante.

4 *Août*. — L'écoulement sanguinolent est à peine perceptible. Il n'y a pas eu de fièvre. Le blessé est calme et commence à pouvoir articuler quelques mots. Je ne touche pas au pansement. Je prescris l'usage fréquemment répété du gargarisme et lui permets d'avaler du lait.

5 *Août*. — Depuis hier soir, légér mouvement fébrile, ce qui me décide à examiner la plaie. Dans la région crânienne, elle ne présente aucun mauvais caractère : les points de suture tiennent ainsi que les bandelettes de diachylon. A leur partie libre, les lambeaux suturés sont recouverts de suppuration que nous essuyons légèrement. Nous lavons toute l'étendue de la plaie avec un linge trempé dans l'eau phéniquée. A la région génienne la plaie paraît s'être réunie par première intention. Sous le maxillaire il y a eu un écoulement assez abondant qui a pénétré tous les linges du pansement, la plaie est ouverte sur plusieurs points entre les sutures, la salive ne passe plus. Après un lavage antiseptique de cette région, je refais le pansement pendant lequel le malade est pris d'une légère syncope.

6 *Août*. — La fièvre a été moindre. Sur le crâne, j'enlève les bandelettes agglutinatives. Après un nettoyage minutieux, je soutiens les lambeaux à l'aide d'un bandage légèrement compressif tout autour de la tête Sur la joue, je me borne à enlever les points de suture et constate la réunion complète de la plaie. Sous le maxillaire la plaie est réunie en plusieurs endroits ; tous les téguments de la région sont œdematiés comme dans une fluxion. La muqueuse buccale est elle-même assez enflammée. Lavage et pansement phéniqués.

A partir du 6 Août, nous pratiquons tous les jours le même pansement et des lavages antiseptiques.

10 *Août*. — Les lambeaux du cuir chevelu ont repris leur adhérence sur la boîte crânienne. Nous enlevons les points de suture, il ne reste plus qu'une longue plaie linéaire au niveau du bord libre des lambeaux, et quelques petits îlots sur leurs bords latéraux. Les plaies sont superficielles et couvertes de bourgeons charnus de bonne nature. De ce côté la guérison marche d'une façon régulière. Elle est complète vers le 25 Août, sans perte de substance. Le point où la cicatrisation a été le plus tardive, correspondait

précisément à la lésion du péricrâne mentionnée plus haut. Nous enlevons les points de suture dans la région sous-maxillaire.

11 *Août*. — La plaie est fermée, si ce n'est vers la partie médiane. Le gonflement a disparu, sur la peau, sur la muqueuse buccale ; tout fait présumer également une guérison rapide.

Le 13 *Août*, même, la plaie médiane où se trouvait l'ouverture de communication avec la bouche et avec le siège de la fracture, s'était presque entièrement fermée.

Mais la fracture comminutive a donné lieu à des accidents complexes et sérieux. Il y a d'abord eu du côté droit une inflammation intense des muqueuses buccale et gingivale accompagnée de salivation abondante. Toutes les parties molles environnantes (la joue droite, la lèvre inférieure, le plancher buccal) ont aussi été envahies par cette inflammation secondaire avec un certain degré de tuméfaction. Ces symptômes étaient occasionnés par la lésion osseuse, l'ostéo-périostite suppurée qui a désuni la plaie extérieure et déterminé la formation de deux ouvertures fistuleuses, l'une sous-maxillaire et une autre plus petite dans la cavité buccale.

Ces ouvertures bien établies, les lésions du voisinage ont rapidement disparu ; mais pendant quatre mois la suppuration a persisté, abondante et fétide. A diverses reprises la lésion osseuse subissant de nouvelles poussées, a encore déterminé des abcès de voisinage qui se sont formés tantôt à la joue droite, tantôt, par suite de fusées purulentes, à la région latérale droite du cou, au-dessous de l'orifice fistuleux. Une certaine quantité du pus s'écoulait constamment dans la bouche, principalement pendant le sommeil, et M... en avalait nécessairement alors une partie. A deux ou trois reprises, des esquilles osseuses de fort petite dimension sont sorties par le trajet fistuleux.

Cet état de suppuration prolongé a provoqué des phénomènes infectieux que j'ai combattus par l'emploi du sulfate de quinine, du vin de quina et autres toniques ; des gargarismes désinfectants, des injections et des pansements antiseptiques ont été continuellement employés contre l'état local.

Pendant quelque temps j'ai perdu de vue le blessé. Je le revois vers la fin de Décembre 1877 (cinq mois après l'accident). La tuméfaction de la joue est toujours considérable, la suppuration abondante et fétide. En sondant le trajet fistuleux, je constate l'existence de séquestres mobiles. M..., soit en bâillant, soit dans certains mouvements brusques de la mâchoire, perçoit très bien lui-même la crépitation des fragments osseux. Je renouvelle la proposition que je lui avais déjà faite en vain, de pratiquer une opération pour mettre l'os à découvert et enlever les parties nécrosées. Cette fois elle est acceptée.

Opération. — 27 *Décembre* 1877. — Anesthésie difficile, le malade réagit violemment sous le chloroforme dont l'administration doit même être bientôt suspendue. Je pratique une incision horizontale de 4 centimètres environ au niveau du bord inférieur du maxillaire, puis une deuxième incision de 2 centimètres 1/2, tombant perpendiculairement sur le milieu de la première, près de l'ouverture fistuleuse. Après avoir disséqué les parties molles et mis suffisamment à nu le siège de la lésion, je puis extraire successivement à l'aide d'un davier courbe, en faisant quelques efforts de traction, deux séquestres irréguliers assez volumineux, représentant presque toute l'épaisseur du bord inférieur de l'os. Il ne reste plus à l'endroit de la lésion qu'une simple lamelle osseuse, constituant la table interne du maxillaire. Cette lamelle supporte les alvéoles dentaires en partie aussi atteints, antérieurement surtout, par le traumatisme. Elle est découverte sur une longueur de 3 centimètres environ, depuis la canine jusqu'à la partie postérieure de l'alvéole de la deuxième grosse molaire. Elle est légèrement mobile, mais nous la respectons toutefois parce qu'elle est recouverte de son périoste à sa face postérieure. Grâce à cette portion osseuse, servant de trait d'union aux deux parties principales du maxillaire auquel elle doit rester unie par un tissu fibreux, il n'y a pas de déplacement sensible en aucun sens, excepté dans les mouvements brusques de l'os.

Peu d'hémorrhagie au cours de l'opération. Pansement antiseptique.

La cicatrisation de la plaie chirurgicale se fait très rapidement. Un mois après l'opération, il n'y a plus de suppuration ni de trajet fistuleux.

Vers la fin de Juillet 1878, sept mois environ après l'extraction des séquestres, survient un nouvel abcès à la région sous-maxillaire. L'ancienne fistule se rétablit. Pendant plusieurs mois, un écoulement purulent, léger, mais continu, a lieu à la fois au dehors et dans la bouche.

Le 30 Septembre 1878, à l'aide d'un stylet je constate encore l'existence d'un trajet fistuleux et d'une dénudation osseuse peu étendue. La tuméfaction de la joue persiste. 26 Février 1879, cette tuméfaction est insignifiante ; depuis le mois de Juillet dernier, pas de nouvel abcès, persistance d'une légère suppuration. Le maxillaire s'est consolidé et le tissus osseux s'est régénéré en partie. Les dents, à l'exception de la deuxième grosse molaire qui est restée branlante, se sont aussi consolidées.

En Mai 1879 après un refroidissement ? tuméfaction de la joue droite, qui cède au repos et aux émollients. La suppuration devient en même temps un peu plus abondante et par l'orifice extérieur de la fistule, et par l'orifice buccal existant au niveau de l'alvéole de la deuxième grosse molaire. Cette dent étant devenue de plus en plus branlante, je l'extrais sans difficulté ; elle amène avec elle une étroite parcelle d'os nécrosée ayant près de deux centimètres de longueur et appartenant à la table interne du maxillaire. (Vingt mois après l'opération.)

Au bout d'un mois l'écoulement purulent était complètement supprimé. La joue était revenue à peu près à son volume normal, M..., complètement rétabli, put se marier.

Je l'ai revu à la fin de Mars 1880. Il se fait par intervalle un peu de suintement séro-purulent par l'ancienne fistule extérieure. Pas de difformité. Le parallélisme des arcades dentaires est conservé, la mastication s'exécute assez bien, la dent de sagesse commence à se montrer du côté lésé.

Cette observation nous a présenté comme particularités intéressantes :

1° La réunion par première intention d'une vaste plaie contuse, à lambeaux multiples et entièrement décollés du cuir chevelu ;

2° La nécrose d'une partie du maxillaire inférieur à la suite d'une fracture;

3° L'élimination d'un séquestre comprenant une grande partie des alvéoles de la canine aux molaires ;

4° La régénération consécutive de l'os avec conservation et consolidation de toutes les dents comprises dans le séquestre, sauf une (1).

REMARQUES (2).

Si la réunion des plaies par première intention est considérée actuellement, grâce à l'emploi des pansements antiseptiques, comme une règle générale, même lorsque les lambeaux sont formés de parties molles plus ou moins contusionnées, on est moins bien renseigné, avons nous dit, sur la nécrose consécutive aux fractures de la mâchoire inférieure et sur ce que deviennent les dents comprises dans la partie osseuse mortifiée. A ces divers titres, l'observation que nous venons de rapporter présente un grand intérêt, surtout si on la rapproche de l'opinion des auteurs à ce sujet.

Dans la plupart des cas de fracture avec rupture des gencives et constamment à la suite de l'extraction lorsque le foyer se trouve en communication avec la bouche, les extrémités des fragments se nécrosent dans une très petite étendue, et souvent la partie nécrosée est si minime qu'elle est éliminée sans que le malade s'en aperçoive ; peut-être aussi en pareil cas est-elle résorbée.

Les cas dans lesquels le fragment nécrosé est aussi étendu que chez notre malade sont plus rares. Heath (*Diseases of the*

---

(1) Extrait de l'*Odontologie*, Mars 1885, n° 3.
(2) Extrait de l'*Odontologie*, Avril 1885, n° 4.

Jaws, p. 21) en rapporte deux cas avec figures. Mais alors la fracture s'est comportée comme une fracture comminutive, toute l'épaisseur de l'os s'est mortifiée, et après la régénération, sa forme s'est trouvée plus ou moins altérée.

M. Gillette, (art. *Maxillaire* (fractures), du *Dict. encycl.*, p. 299), mentionne seulement six cas de nécrose étendue de la mâchoire consécutive à cette lésion.

La facilité avec laquelle le périoste se décolle de la mâchoire inférieure, particularité bien connue de tous les chirurgiens, rend compte jusqu'à un certain point de la nécrose fréquente de petites portions de l'os après les fractures, à l'extrémité des fragments. L'épaisseur et la conservation du périoste décollé expliquent également la régénération de l'os lorsque la nécrose est plus étendue.

La conservation du périoste et la reproduction de l'os, après l'expulsion naturelle ou chirurgicale du séquestre, nous expliquent aussi pourquoi, lorsque les dents sont saines et ont pu être conservées dans leur situation normale par leur adhérence aux gencives, elles finissent par reprendre leur solidité après être restées mobiles pendant un temps plus ou moins long. L'os nouveau forme aux racines une gaîne qui les enchâsse plus ou moins complètement, et dans un certain nombre de cas elles sont restées en place.

Il convient, à ce propos, de rappeler l'explication qu'a donnée Mitscherlich de la consolidation des dents replantées. D'après cet auteur les dents replantées ne se greffent pas toujours, elles ne tiendraient que d'une façon mécanique. Autour d'une dent ou de n'importe quel corps étranger introduit dans l'alvéole, l'os produit des couches successives qui le resserrent, qui l'enchâtonnent pour ainsi dire, et lui donnent une fixité suffisante. — Nous n'admettons pas que ce soit là, le seul mode de consolidation, mais nous l'admettons cependant pour réel, dans les cas d'altération grave de la racine avec perte du périoste. — Il y a encore un autre moyen de contention des dents, qu'il faut invoquer, c'est la soudure de l'os nouveau avec le cément. Dans de pareilles conditions la solidité des dents est parfaite.

Dans quelques circonstances elles ont été expulsées après

une apparence de guérison complète qui a duré plusieurs années.

D'après M. Guyon (1) il est probable que le tissu gingival induré suffit à maintenir les dents dans leur position normale, mais ce savant maître admet aussi que les couches osseuses de formation nouvelle peuvent contribuer à ce résultat. C'est, dit-il, ce qui ressort, pour Thiersch, de l'examen de deux pièces provenant de sujets morts pendant le cours d'une nécrose phosphorée (2). L'os nouveau était en union étroite avec les dents conservées. Dans un cas, en particulier, on voyait nettement deux bandes osseuses entourant en agraffe le collet des incisives.

Les auteurs citent encore des cas de consolidation des dents après la nécrose, cas rapportés par Heine, Perry, Sharp, Skey, Maisonneuve, Billroth, etc.

Heine réséqua pour une affection de la mâchoire inférieure une partie de l'épaisseur du corps de l'os y compris quelques racines dentaires. Au bout de deux mois et demi, la régénération osseuse était complète et les dents n'avaient subi aucun changement depuis l'opération (3).

Dans le cas de Perry, la nécrose, qui durait depuis 6 ans, (de 14 à 20 ans), se trouvait étendue à toute la mâchoire ; on enleva d'abord le corps, puis le lendemain la branche droite et trois semaines après la branche gauche ; la muqueuse buccale, les gencives et les dents furent respectées. Un an après, celles-ci étaient encore en place, mais comme l'os ne s'était pas reproduit, leur soutien n'était pas assez solide pour les faire servir à la mastication, et d'ailleurs la forme irrégulière de l'arc maxillaire n'avait pas conservé aux dents des rapports normaux et convenables pour la mastication avec celles de la mâchoire supérieure. Les dents étaient néanmoins conservées, seulement attachées par la gencive, et probablement par du tissu fibreux développé autour de leur périoste (4).

---

(1) Guyon, art. *Maxillaire* du *Dict. encycl.*, p. 360.

(2) *Ueber Phosphornekrose des Kieferknochen*, in *Archiv des Heilkunde*, 1868, p. 71.

(3) *Journal de Chirurgie*, de Graefe et Walther, vol. 24, p. 547.

(4) *Med. chir. trans.*, 1838, vol. XXI, p. 290.

Sharp enleva les deux tiers de la mâchoire inférieure y compris les alvéoles, par une incision faite au niveau du bord inférieur de la mâchoire, depuis la deuxième prémolaire gauche jusqu'à la première prémolaire droite. Les dents qui étaient restées en bon état, furent laissées en place, sauf la seconde prémolaire gauche qui fut extraite. Trois semaines après, la guérison était parfaite: les dents avaient repris leur solidité Dix-sept mois plus tard, elle ne s'était pas démentie. La mâchoire avait recouvré sa charpente et les dents paraissaient être très solides; il y avait donc eu régénération de l'os, et consolidation osseuse des dents par reproduction de leurs alvéoles (1).

Le cas de Skey ne peut entrer en ligne de compte; la relation en a été publiée immédiatement après l'opération, et on ne sait ce que le malade est devenu ; il n'offre d'ailleurs aucun intérêt au point de vue de la conservation des dents, puisque le chirurgien en fit l'extraction après la résection de l'os, parce qu'elles étaient alors irrégulières et mobiles. Cependant elles auraient pu peut-être se consolider, puisqu'on avait conservé le périoste (2).

M. Guyon s'appuie surtout sur ce fait pour dire que la conservation des dents est de peu d'avantage dans les cas de nécrose, après l'ablation du séquestre. Il prétend qu'elles gênaient le malade par leur manque de solidité, plus qu'elles ne lui servaient ; mais ce cas ne prouve nullement contre la solidité des dents après la reproduction de l'os, puisqu'elles ont été arrachées avant celle-ci. (*Loc. cit.*, p. 360.)

Dans le cas de M. Maisonneuve, elles restèrent solides encore pendant deux ou trois ans, puis finirent par tomber.

Homme de 35 ans, nécrose lente de la moitié droite de la mâchoire inférieure durant depuis six mois, sans cause connue; tuméfaction énorme de la joue avec quatre trajets fistuleux conduisant sur l'os; suppuration abondante et fétide.

Opération : incision sur la ligne médiane de la lèvre inférieure et du menton; autre incision partant de l'extrémité

---

(1) *Med. chir. trans.*, 1844, vol. XXVII, p. 432.
(2) *Med. Times and Gaz*, 1858, vol. II, p. 447.

inférieure de la première, parallèlement au bord de la mâchoire, jusqu'au masséter. Un lambeau comprenant les parties molles, et le périoste doublé d'une couche osseuse en voie de formation, fut alors disséqué, et relevé de facon à mettre à découvert toute la branche horizontale de l'os nécrosé. Le séquestre fut enlevé en conservant les gencives et les dents qui s'y trouvaient implantées ; puis le lambeau fut réappliqué avec soin et suturé. Réunion rapide, les dents restées appendues aux gencives, se consolidèrent par le rapprochement des deux lames ossifiées du périoste. Réunion parfaite de la lèvre ; reproduction exacte de la mâchoire. Mais les dents, au bout de deux ou trois ans, ont fini par tomber l'une après l'autre (1).

Malgré l'insuccès final de la conservation des dents, leur séjour pendant deux ou trois ans dans leur place normale a dû rendre au sujet des services assez grands pour qu'on doive imiter la conduite de M. Maisonneuve en pareil cas.

Lorsque la nécrose a lieu dans le jeune âge, avant l'éruption des dents permanentes, il est arrivé quelquefois, lorsque les germes de ces dents ont été épargnés, soit par la nécrose, soit par l'opération qu'elle a nécessitée, que l'éruption des dents permanentes a eu lieu.

Ce phénomène a été interprété d'une manière erronée par les premiers observateurs qui l'ont constaté, et qui ont cru avoir affaire à une régénération des dents.

Les auteurs modernes, Ollier, Heath, Tomes, Guyon, etc., se sont élevés avec raison contre cette manière de voir.

M. Ollier admet seulement que, si chez les enfants on ménageait les germes de la seconde dentition, ces germes pourraient éprouver un certain retard dans leur développement (2). Ce savant chirurgien dit que, d'après Wagner, c'est Schulze qui aurait signalé le premier la formation de nouvelles dents au sein d'une mâchoire régénérée (3). Cependant Wagner

---

(1) Maisonneuve, C. R. *Acad. des sciences*, 1861, vol. LII, p. 648.

(2) *Traité de la régénération des os*, vol. II, p. 148, 1867.

(3) Wagner, *Ueber die Heilungsprozess nach Resectionem und Extirpation der Knochen*, 1853. — Trad. par P. Broca dans *Arch. gén. de méd.* Ve ser, vol. II. p. 72?, 1853.

Schulze, *nécrose du maxillaire inférieur, régénération de l'os, reproduction des dents*, in *Journal de chir.* de Graefe et Walther, vol. XXII. p. 554, 1843.

ne se prononce pas sur la question de priorité, car il s'exprime ainsi : « et même, dans un cas rapporté par Schulze, des dents nouvelles se formèrent dans l'épaisseur de la nouvelle mâchoire. »

D'ailleurs, la même particularité avait déjà été signalée par Krimer (1).

Les cas de prétendue régénération des dents, dit encore M. Guyon, reposent sur une fausse interprétation des faits. Ils ont tous été observés sur des enfants dont la seconde dentition n'était pas achevée. (*loc. cit.* page 360).

M. Oliver Chalk a présenté à la Société Odontologique de Londres, un certain nombre d'observations sur lesquelles il s'appuie pour admettre la possibilité d'une véritable reproduction des dents. Les loges osseuses des dents permanentes étaient manifestement comprises dans le séquestre ; on n'en vit pas moins, contre toute attente, des dents apparaître au niveau de la partie nécrosée. Tomes, sans nier ces faits, suppose que les germes des dents étaient restés attachés à la surface de l'os sain, aux limites de la partie nécrosée et de la partie vivante ; la partie osseuse qui les entourait ayant seule été emportée. L'os nouveau aurait formé aux germes dentaires ainsi conservés une enveloppe nouvelle et leur évolution ultérieure aurait été possible. (*Dental Surgery*, page 75).

Quelle que soit l'explication que l'on adopte, il faut admettre les conclusions de Tomes ; jamais en effet, chez l'adulte les dents ne se reproduisent ; s'il y a dans quelques cas, apparence de régénération chez l'enfant, c'est que les germes dentaires normaux respectés par la nécrose se sont développés après l'expulsion du séquestre. Il n'y a pas production de nouvelles dents, mais simplement évolution anormale, quant au siège ou à l'époque, de germes normaux. Cette interprétation erronée contre laquelle nous nous élevons ici, a été bien plus souvent encore émise à propos de quelques faits d'éruption tardive. Des dents canines, des dents de sagesse poussant à un age quelquefois très avancé (Isabeau,

---

(1) Krimer. — *Carie du maxillaire supérieur et reproduction des dents*, in *Journ. de Chir.* de Graefe et Walther, volume X, page 6?6, et *Arch. gén. de méd.* 1re série, volume XVIII, page 426, 1828.

120 ans, Menzelizs, 110 ans) ont été considérées comme appartenant à une *troisième* ou *quatrième* dentition. Nous avons eu pour notre part plusieurs fois l'occasion de faire la lumière sur certains faits qui étaient soumis à notre appréciation comme exemples de dentition supplémentaire par régénération des dents. Nous n'avons jamais rien observé qui infirme cette loi admise par les auteurs, que l'homme n'a que deux dentitions (Voir des leçons que nous avons publiées, *Gazette des Hôpitaux* 1876, 21 et 23 Mars).

M. Heath (*Injuries and diseases of the jaws*. 1868, page 106.) a émis une opinion semblable à propos de ces faits, dont M. Bryant a publié des exemples convaincants.

Enfant de 7 ans, affection fébrile en Juillet 1861 ; nécrose consécutive des alvéoles des incisives supérieures ; le 28 Octobre, ablation du séquestre, avec une dent saine ; on vit les dents permanentes, mises à nu par le séquestre, et deux mois après, elles étaient solides et continuaient leur éruption (1).

Garçon de 5 ans ; nécrose des procès alvéolaires gauches de la mâchoire, inférieure datant de 3 ou 4 mois, et survenue sans cause appréciable. Avec une pince on enleva le séquestre, contenant les dents temporaires, qui étaient saines, et on vit nettement au-dessous les couronnes des dents permanentes ; elles étaient mobiles et semblaient près de tomber. Pendant 3 mois, on vit de temps en temps ce malade ; et les dents devenaient de plus en plus solides (2).

Ces faits mettent hors de doute l'importance qu'il peut y avoir à respecter les germes dentaires en cas d'opération sur les mâchoires, chez les jeunes enfants. Ils sont donc de nature à attirer l'attention sur la pratique à suivre en pareil cas.

Chez les enfants, dit M. Guyon, on se souviendra que les germes des dents permanentes restent quelques fois intacts derrière la portion d'os nécrosée; on devra donc, pour ne pas en compromettre le développement, apporter un soin particulier à l'extraction du séquestre (*loc. cit.* p. 365).

---

(1) Bryant, *Diseases of upper and lower Jaws, in Guy's Hosp. Rep.* 1870, 3e ser. vol. xv, p. 234.

(2) Bryant, p. 246, obs. 24.

Chez l'adulte, la conservation des dents conduit à d'autres précautions opératoires.

Dans certains cas, soit que la nécrose ait épargné le bord alvéolaire, soit que les dents paraissent encore assez solides pour être conservées, il est préférable d'aller à travers la peau à la recherche du séquestre (p. 366).

Bien que les cas de Sharp et de Maisonneuve ne soient pas tout à fait favorables à la conservation, il ne faudrait donc pas imiter la conduite de Skey, et procéder à l'extraction des dents avant la régénération de l'os, sous prétexte qu'elles sont déviées et mobiles. Il faudrait au contraire profiter de leur mobilité pour les ramener à leur place normale, ou à leurs rapports normaux avec les dents de la mâchoire opposée, à l'aide d'appareils de maintien. Ces appareils, luttant contre l'action des muscles insérés à la mâchoire, et qui tendent à donner à l'os nouveau une forme vicieuse, auraient en outre l'avantage de permettre à cet os nouveau de conserver la forme extérieure voulue jusqu'à ce que sa solidité lui permette de résister à l'action des muscles et de fixer les dents au sein des alvéoles nouvelles en voie de formation.

La présence des dents, alors même qu'elles devraient tomber plus tard, sert encore à maintenir les dimensions des parties d'os en voie de reproduction.

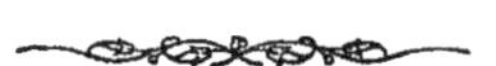

269.7. — Amiens. Imp. T. Jeunet

www.ingramcontent.com/pod-product-compliance
Ingram Content Group UK Ltd.
Pitfield, Milton Keynes, MK11 3LW, UK
UKHW021021220726
13924UKWH00001B/114